AF363530

ANALYSE

DES DEUX SOURCES DE LA PÊCHERIE,

A ENGHIEN-MONTMORENCY;

PAR M. FRÉMY,

MEMBRE DE L'ACADÉMIE DE MÉDECINE.

(*Extrait du Journal de pharmacie.*)

A l'époque où Fourcroy publia son travail sur l'eau sulfureuse d'Enghien, on ne connaissait qu'une seule source de cette nature dans le canton, elle fut l'objet de ses recherches; cependant le rapport des garde-chasses du pays qu'il consigne dans son ouvrage, et l'odeur sulfureuse qui émane de plusieurs endroits de l'étang de Saint-Gratien lorsqu'on plonge une perche dans le sol qu'il recouvre, semblaient faire présager que plusieurs autres sources sulfureuses devaient exister dans cette partie du village. Depuis quelques années cette présomption s'est vérifiée, et maintenant, indépendament des sources sur lesquelles M. Peligot a formé son bel établissement, il en existe deux autres qui alimentent les bains établis par M. le colonel de Trobriant.

D'après l'ordonnance royale du 18 juin 1823, aucun établissement d'eaux minérales ne peut être autorisé que d'après une analyse faite par un homme de l'art; M. de Trobriant s'étant pourvu à cet effet près de l'autorité, M. le préfet de Seine-et-Oise m'a confié ce travail au mois de juillet 1823 ; je lui ai fait, au mois de février suivant, un rapport d'après lequel l'autorisation demandée par M. de Trobriant lui a été accordée par son excellence le ministre de l'intérieur ; je prie l'Académie de me permettre de lui présenter les recherches et les résultats sur lesquels j'ai basé ce rapport.

Les deux sources sont situées sur une partie du village d'Enghien-Montmorency qui est connue sous le nom de la Pêcherie, à quelques centaines de pas de l'établissement Peligot. Elles sont séparées de l'étang de Saint-Gratien par la chaussée qui mène d'Argenteuil à Enghien ; à l'une d'elles on puise l'eau destinée aux buveurs, l'autre alimente les bains ; nous désignerons la première par *l'Eau pour boisson* et la seconde par *l'Eau des bains*.

La source de l'eau pour boisson existe dans un bassin dépendant du jardin de l'établissement qui sert de décharge à l'étang, ce bassin contient presque toujours de l'eau qui filtre probablement de l'étang. La source est couverte par une cage en pierre de taille, et l'eau qu'elle donne est amenée au moyen d'un conduit en plomb de trois mètres de longueur, dans un petit bâtiment qui renferme un puisard où l'on remplit les bouteilles.

L'eau des bains résulte de plusieurs petites sources qui sourdent près de la chaussée sous le bâtiment où est logé le directeur de l'établissement ; on a adapté à chacune d'elles des tuyaux en fonte qui se réunissent dans un centre commun, et l'eau qui en résulte est dirigée par un conduit en maçonnerie de trente-quatre mètres de longueur dans l'intérieur de l'établissement ; là, elle est reçue dans une grande cuve en bois fermée par un couvercle également en bois ; une pompe la puise dans celle-ci pour l'élever dans une autre cuve, où elle est chauffée par la vapeur, et dirigée ensuite suivant les besoins de l'établissement.

D'après un examen préliminaire fait sur les lieux, le 29

juillet 1823, l'eau de ces deux sources présente les propriétés suivantes.

Elles ont l'une et l'autre une saveur et une odeur sulfureuse extrêmement prononcées ; l'eau pour boisson est tout-à-fait limpide au puisard, celle pour bains est légèrement nébuleuse à la surface de la cuve couverte qui la reçoit ; l'eau pour boisson exposée à l'air pendant une heure n'éprouve aucun changement sensible, tandis que celle des bains ne tarde pas à se troubler.

On a pris sur les lieux mêmes la température et la densité de l'une et l'autre source.

Eau à boire.	*Eau des bains.*
Densité. 10006	Densité. 100075
Température, celle de l'atmosphère étant à . . . . 17° 13.5	Température, celle de l'atmosphère étant à . . . . 17° 15°

L'eau pour boisson rougit faiblement la teinture de tournesol, cette propriété est beaucoup plus sensible avec celle des bains.

L'une et l'autre sont sans action sur le sirop de violettes, sur la noix de galles, sur l'hydrocyanate de chaux et sur l'acide hydrochlorique ; l'acide nitrique détermine seulement un très-léger précipité dans l'eau des bains.

L'une et l'autre forment avec l'hydrochlorate de baryte un précipité insoluble dans l'acide nitrique ; avec l'eau de chaux un précipité qui se redissout dans un excès du réactif ou de l'eau minérale ; avec l'acétate de plomb un précipité noir abondant ; avec l'oxalate d'ammoniaque un précipité insoluble dans l'acide nitrique en excès ; avec l'ammoniaque, la potasse et les sous-carbonates de ces deux bases, des précipités plus abondans dans l'eau des bains que dans l'eau pour boisson.

Lorsqu'on fait bouillir ces eaux, celle des bains seulement prend une couleur verdâtre très-sensible ; par une

4

ébullition prolongée, elles perdent leur odeur, elles cessent de noircir l'acétate de plomb, elles ne rougissent plus la teinture de tournesol, elles ne précipitent plus par l'eau de chaux, elles abandonnent un précipité qui ne se redissout qu'en partie dans les acides, et le nitrate d'argent y détermine un léger précipité soluble dans l'ammoniaque.

Ces essais indiquent donc que les eaux de la Pêcherie contiennent des acides carbonique, hydrosulfurique, sulfurique et hydrochlorique, de la chaux, de la magnésie, et une substance qui se précipite avec les carbonates lors de l'ébullition de l'eau.

Après cet examen, on a puisé à l'une et l'autre source des quantités suffisantes d'eau pour servir à des recherches plus précises des substances qu'elles contiennent et de leur quantité, au moyen des expériences de laboratoire suivantes.

Un volume déterminé d'eau a été introduit dans une cornue munie d'un tube engagé sous une cuve hydro-pneumatique, cette eau portée à l'ébullition a été maintenue dans cet état jusqu'à ce qu'elle ne fournît plus aucun gaz, ce qui a duré près d'une heure ; celle des bains seulement a pris cette couleur verte qu'on avait déjà observée à Enghien (1), qui a disparu avec l'ébullition ; en même temps il s'est déposé dans la cornue un précipité gris blanc qui ne s'est manifesté que lorsque l'eau a commencé à bouillir. Après le dégagement du gaz, l'eau a été décantée, le précipité a été recueilli et son poids déterminé. On a reconnu qu'il ne se dissolvait pas en entier dans l'acide hydrochlorique, que la dissolution s'opérait avec effervescence ; qu'elle était légèrement colorée, qu'elle contenait du fer, de la magnésie et de la chaux, dont les quantités ont été successivement appréciées par l'ammoniaque, le sous-carbonate et l'oxalate de cette base ; on a affecté à chacun d'eux la quantité nécessaire d'acide carbonique pour les convertir en carbonates.

____

(1) Que M. Vauquelin attribue à du sulfure de fer.

Quant à la substance insoluble dans l'acide hydrochlorique, elle présente tous les caractères d'une substance végétale légèrement azotée ; sa quantité, qui est presque impondérable dans cette circonstance , peut cependant être évaluée dans ces eaux ainsi que nous le démontrerons plus tard.

Le mélange gazeux recueilli dans cette expérience se compose d'azote , d'acide carbonique et d'acide hydrosulfurique ; on a déterminé le volume de l'azote, en absorbant les deux acides par une dissolution de potasse , et on s'est réservé d'apprécier le volume de ces derniers par des recherches ultérieures.

On a continué l'évaporation de l'eau décantée à l'air libre ; on a remarqué que, pendant cette évaporation , elle manifestait toujours une odeur légèrement sulfureuse et en même temps une odeur de légumes bouillis qui avait déjà frappé les chimistes qui ont analysé les eaux d'Enghien. Le résidu sec de l'évaporation a été traité à chaud par l'alcohol ; la dissolution colorée en jaune a laissé déposer par le refroidissement quelques traces de soufre en aiguilles ; lorsqu'elle provient du résidu de l'eau pour boisson, elle contient de l'hydrochlorate de magnésie ; celle de l'eau des bains contient en outre des hydrochlorates de soude et de chaux , et l'une et l'autre quelques traces d'hyposulfites. Le résidu insoluble dans l'alcohol a été traité à froid par une petite quantité d'eau qui a fourni par l'évaporation des cristaux de sulfate de magnésie ; enfin ce que l'alcohol et l'eau n'ont pas dissout est formé de sulfate de chaux et de silice qu'on a séparés par l'acide hydrochlorique , qui dissout le sulfate de chaux sans attaquer la silice.

Quelques recherches ont paru nécessaires pour reconnaître si les eaux d'Enghien contiennent des hydrosulfates ; à cet effet on a évaporé à l'air libre jusqu'à siccité un volume de ces eaux, on a remarqué qu'alors le résidu contenait une bien plus grande quantité d'hyposulfites que lors de l'évaporation sans le contact de l'air ; on a vu ensuite que, lorsqu'on faisait bouillir ces eaux avec une petite portion d'acide sulfurique, l'acide hydrosulfurique se dégageait en très-peu de temps; que cette couleur verte remarquée dans l'eau des bains ne se manifestait pas; que sur la fin de l'évaporation il ne se dégageait aucune trace d'acide sulfureux; que le résidu sec n'était pas coloré en jaune; qu'il ne contenait pas de soufre, et qu'on y trouvait une plus grande quantité de sulfate de magnésie; enfin l'existence des hydrosulfates, complétement démontrée par toutes ces observations, a été confirmée de nouveau en employant, comme l'a fait M. Henry, le protosulfate de fer, qui détermine dans les eaux d'Enghien un précipité noir très-abondant.

Tous les sels qui existent dans ces eaux ayant été reconnus, on a déterminé leurs quantités en appréciant celle des bases et des acides dans la dissolution alcoholique et aqueuse, et en les composant d'après leurs proportions connues.

L'évaluation des bases et celle des acides sulfurique et hydrochlorique ne présente rien qui ne soit parfaitement connu, mais nous avons pensé que les moyens que nous avons employés pour déterminer les gaz acide carbonique et hydrosulfurique devaient être présentés d'une manière particulière.

Les auteurs recommandent de recevoir le gaz acide carbonique dans une dissolution d'ammoniaque et d'hydrochlorate de chaux; M. Vogel a déjà signalé les inconvéniens de ce procédé, qui ne donne qu'au bout de quelques jours le précipité de carbonate de chaux; nous ajouterons aux observations de ce savant chimiste que c'est en vain qu'on voudrait rectifier ce procédé en faisant bouillir la liqueur pour déterminer une plus prompte et une plus certaine précipitation du carbonate calcaire : ce mode d'opérer sera toujours défectueux, parce que dans cette circonstance, il se volatilise une certaine quantité de carbonate d'ammoniaque. C'est donc dans une dissolution de baryte que nous avons reçu l'acide carbonique ; mais nous ne nous sommes par bornés à le faire passer dans un seul vase, car nous avons remarqué que lorsque l'appareil se composait de quatre éprouvettes, il se précipitait encore des quantités notables de carbonate de baryte dans la troisième, bien que les deux premières présentassent une pression de 60 centimètres et que les liqueurs fussent encore alcalines après la précipitation du carbonate.

Le poids de l'acide carbonique a été déduit pour l'une et l'autre source, de plusieurs expériences différant très-peu entre elles, représentées pour l'eau pour boisson, par une moyenne de $1^{gr.},175$ de carbonate de baryte et pour l'eau des bains par $2^{gr.},09$ du même sel.

Si on dissout ce carbonate dans l'acide hydrochlorique, on remarque que la dissolution n'est pas complète, qu'elle contient des flocons de cette substance organique qui a déjà été indiquée lors de la précipitation des carbonates par l'ébullition de l'eau ; cette matière jouit donc de la propriété de se volatiliser avec l'acide carbonique ou avec l'eau en vapeur ; quoiqu'on en obtienne que très-peu, on a cependant pu, en dissolvant le carbonate de baryte de plusieurs expériences, en recueillir une quantité assez pondérable pour, en la joignant à ce qu'on a recueilli de l'eau portée à l'ébullition, déterminer celle que chaque litre peut contenir.

Nous nous sommes également attachés à évaluer avec le plus grand soin l'acide hydrosulfurique contenu dans ces eaux. Avant d'adopter le procédé indiqué plus bas, nous avons remarqué qu'il était impossible de déterminer exactement la quantité d'acide hydrosulfurique, en se contentant de faire bouillir l'eau et d'en recevoir les produits gazeux dans une dissolution métallique ; les eaux d'Enghien, comme nous l'avons établi plus haut, contiennent des hydrosulfates. L'acide de ces sels ne se dégage pas totalement par l'ébullition ; et, soit en raison de l'air qu'elles peuvent contenir, comme semble l'indiquer l'azote qu'elles abandonnent par l'ébullition , soit encore parce qu'on est obligé de laisser une certaine quantité d'air dans la cornue dans laquelle on opère , en raison de la dilatation de l'eau , il est certain que les résidus, provenant d'une eau dégazée par la simple ébullition , contiennent des traces d'hyposulfites qui proviennent probablement de la décomposition des hydrosulfates.

L'acétate de cuivre, indiqué par M. Desfosses pour l'analyse des eaux sulfureuses, ne peut être employé toutes les fois que ces eaux contiennent du carbonate acide de chaux, car on a remarqué que le sulfure qui en résulte contient toujours du carbonate de cuivre , et il suffit de verser de l'acétate de cuivre dans une dissolution de sur-carbonate de chaux pour obtenir un précipité de carbonate cuivreux ; on pourrait peut-être s'opposer à cette décomposition en employant , comme l'indique M. Desfosses, de l'acétate acide de cuivre ; mais alors on peut craindre la réaction de l'acide sur le sulfure , car il est certain que l'eau acidulée laissée pendant quelque temps en contact dans un vase clos avec du sulfure de cuivre contient de l'acétate de cuivre.

On a pensé , d'après l'insuffisance de ces procédés, qu'on arriverait à un meilleur moyen d'évaluation de l'acide hydrosulfurique des hydrosulfates , en décomposant ces derniers par un acide plus puissant ajouté à l'eau sulfureuse ; on a donc employé l'acide sulfurique concentré dans le rapport de cinq grammes par litre d'eau ; on a opéré dans une cornue à laquelle était adapté un appareil composé de trois éprouvettes , ce qui est indispensable pour recueillir tout l'acide hydrosulfurique dégagé , et on a reçu celui-ci dans une dissolution de sulfate de cuivre , qui a été préférée à celle de l'acétate de plomb , dans la crainte que quelques traces d'acide sulfurique volatilisé avec l'eau ne fussent une cause d'erreur.

Nous avons toujours opéré sur deux litres de chaque
'spèce d'eau ; quatre expériences ont donné les propor-
ions suivantes de deuto-sulfure de cuivre :

Eau pour boisson.	*Eau des bains.*
gram.	gram.
0, 22	0, 34
0, 21	0, 34
0, 22	0, 30
0, 20	0, 33

On a conclu de la moyenne de ces quatre résultats, qui
diffèrent si peu entre eux, les quantités d'acide hydrosulfurique énoncées au tableau ci-joint, pour un litre de
chaque espèce d'eau ; on a pris pour la composition du sulfure de cuivre les nombres : cuivre 100, soufre 54.

De tout ce que nous avons énoncé, il résulte donc que
les eaux de la Pêcherie contiennent par litre :

Eau pour boisson.		*Eau des bains.*	
SUBSTANCES GAZEUSES.	grammes.	**SUBSTANCES GAZEUSES.**	grammes.
Gaz azote.	0,020	Gaz azote.	0,026
— Acide carbonique. . . .	0,260	— Acide carbonique. . . .	0,462
— Hydrosulfurique.	0,039	— Hydrosulfurique.	0,057
SUBSTANCES FIXES.		**SUBSTANCES FIXES.**	
Hydrochlorate de magnésie.	0,028	Hydrochlorate de soude. . .	0,017
Hydrosulfate de chaux. . . .	0,104	de magnésie.	0,10
Sulfate de magnésie. .	0,13	Hydrosulfate de magnésie. .	0,105
de chaux. . . .	0,29	de chaux. . . .	0,079
Sous-carbonate de magnésie.	0,06	Sulfate de magnésie.	0,024
de chaux. . .	0,34	de chaux.	1,28
de fer. . . .	0,003	Sous-carbonate de magnésie.	0,169
Silice.	0,06	de chaux. . .	0,322
Matière végéto-animale. .	0,03	de fer. . . .	0,035
		Silice.	0,03
		Matière végéto-animale. . .	0,045
	1,045		2,206

On pourrait être étonné de ce que deux sources voisines

l'une de l'autre diffèrent si sensiblement par les proportions d'acide carbonique et d'acide hydrosulfurique qu'elles contiennent ; mais on concevra facilement cette différence si on se rappelle la position de la source pour boisson au milieu d'un bassin qui contient presque toujours de l'eau non sulfureuse dont quelques portions filtrent probablement dans la source qu'elles entourent.

La quantité de sulfate de chaux contenue dans l'eau des bains peut aussi paraître extraordinaire, mais il n'y a pas de doute que cette quantité ne soit produite que par le conduit en maçonnerie que cette eau doit traverser pour arriver dans l'intérieur de l'établissement. D'après nos observations, le propriétaire a dû y faire substituer un conduit en zinc, et faire réparer la cage en pierre de taille qui entoure la source *pour boisson*.

Nous n'indiquons pas, dans ces recherches, si une certaine portion de l'acide hydrosulfurique trouvée dans ces eaux est libre ; nous supposons, dans l'exposé des résultats, qu'il est combiné tout entier avec les bases, parce qu'après avoir apprécié la quantité de ces dernières, nous avons trouvé qu'elles saturaient exactement tous les acides, excepté l'acide carbonique ; cependant, comme il a pu se glisser dans l'évaluation des sels destinés à les constater quelque erreur provenant de ce qu'ils n'auraient pas été suffisamment desséchés, nous pensons qu'il existe dans les eaux d'Enghien une certaine quantité d'acide hydrosulfurique libre ou formant des sur-sels ; notre opinion à cet égard est basée sur l'odeur extrêmement sulfureuse de ces eaux, sur ce que le proto-sulfate de fer ne leur enlève qu'en partie cette odeur, et sur ce que la liqueur, d'où s'est précipité le sulfure de fer, précipite encore en noir par l'acétate de plomb.

PARIS. — IMPRIMERIE DE FAIN, RUE RACINE, PLACE DE L'ODÉON.